D1727784

Les desserts
à moins de 150 kcal

Durant mon rééquilibrage alimentaire, j'ai eu du mal à trouver des desserts peu caloriques, je me suis donc mise à reprendre les recettes les plus classiques en abaissant les nombres de calories, en remplaçant certains ingrédients par d'autres et en réinventant les recettes.

Le nombre de kcal est précisé pour chaque dessert, ce qui vous permet de le remplacer par un autre équivalent en kcal, selon vos besoins et vos envies.

Un rééquilibrage alimentaire ne doit pas être une contrainte mais un plaisir.

Les recettes sont faciles, rapides à réaliser, peu coûteuses et sont adaptées à toute la famille. Multipliez les quantités des ingrédients par le nombre de personnes (hors épices à ajouter selon vos goûts). Vous pouvez également doubler les quantités pour préparer vos plats à l'avance.

Si vous avez une question sur un remplacement d'aliment ou toute autre demande, vous pouvez me poser vos questions sur le site perdre10kilosen1an.fr à la rubrique contact ou par message privé sur Instagram @perdre10kilosen1an. Je suis disponible pour vous aider et vous conseiller durant votre rééquilibrage alimentaire.

Si vous avez des problèmes de santé, avant de débuter le programme de rééquilibrage alimentaire, demandez conseil à votre médecin afin de savoir si celui-ci est adapté à votre traitement et à votre état de santé. Le programme pourra, dans ce cas, être modifié en fonction de votre situation après accord de votre médecin traitant.

Les recettes : 40 recettes simples et rapides à réaliser

Fondant au chocolat

Préparation : 15 mn
Cuisson : 45 mn
Kcal : 100 par portion

Ingrédients : (pour 6 personnes)

Pour un moule de 16 cm de diamètre :

- 50 gr de farine de blé intégrale
- 40 gr de cacao en poudre non sucré
- 250 gr de purée de potiron
- 60 gr de fromage blanc 0%
- 1 œuf entier (jaune et blanc à séparer)
- 1 blanc d'œuf
- 30 gr de miel
- 4 c. à s. de Stévia
- 1/2 sachet de levure chimique

La recette :

- Préchauffez votre four à 180°C.
- Mélangez la levure, la stévia, le cacao et la farine.
- Dans un autre saladier, mélangez et mixez la purée de potiron, le fromage blanc, le jaune d'oeuf et le miel. Puis ajoutez le contenu de l'autre préparation et mélangez.
- Battez les blancs d'oeufs en neige.
- Incorporez délicatement les blancs en neige à votre préparation.
- Mettez la préparation dans votre moule. Si vous souhaitez un coeur fondant, laissez cuire 35 mn, si vous le souhaitez plus ferme, laissez cuire 40 mn.
- Attendez le complet refroidissement pour le démouler.

C'EST PRÊT !

Biscuits Muesli raisins secs

Préparation : 15 mn
Cuisson : 25 mn
Kcal : 150 pour 3 biscuits

Ingrédients : (pour 30 biscuits)

- 2 tasses de flocons d'avoine
- ½ tasse de raisins secs
- ½ tasse de sucre
- ¼ tasse de cassonade tassée
- 3 blancs d'oeufs
- ¼ c à c. sel

La recette :

- Préchauffez le four à 175° C. Faîtes griller les flocons d'avoine dans un petit moule environ 7 minutes ou jusqu'à ce qu'ils soient légèrement dorés. Remuez à l'occasion.
- Déposez-les dans un saladier et laissez-les refroidir jusqu'à température ambiante.
- Ajoutez les raisins secs, le sucre, la cassonade et le sel, mélangez. Ajoutez les blancs d'oeuf et mélangez bien.
- Avez les mains humides, prélevez des morceaux de pâte de la taille d'une noix et formez des rondelles. Disposez-les sur un papier cuisson, sur la plaque en les espaçant de 2 cm.
- Aplatissez-les légèrement et faites-les cuire 18 minutes ou jusqu'à ce qu'ils soient dorés et légèrement fermes.
- Laissez reposer 5 minutes sur plaque et mettez-les à refroidir sur une grille.

C'EST PRÊT !

Poire au miel

Préparation : 15 mn
Cuisson : 60 mn
Kcal : 105 par portion

Ingrédients : (pour 2 personnes)

- 2 poires moyennes
- 1 c. à s. de miel
- 6 cl de vin blanc
- 12 cl d'eau
- ¼ de c. à c. de cannelle

La recette :

- Préchauffez le four à 180°C.
- Lavez et épluchez les poires, sans retirer la queue.
- Mélangez dans un bol le miel, le vin, l'eau et la cannelle.
- Dans un plat à gratin, déposez les poires puis arrosez-les avec le mélange. Enfournez 45 mn, en arrosant avec le jus de cuisson toutes les 10 mn.
- Laissez refroidir 10 mn.

C'EST PRÊT !

Crème légère au chocolat

Préparation : 10 mn
Cuisson : 5 mn
Kcal : 133 par portion

Ingrédients : (pour 4 personnes)

- 250 gr de fromage blanc 0%
- 80 gr de chocolat noir
- 1 c. à c. d'eau chaude
- 1/2 sachet de sucre vanillé

La recette :

- Faites fondre au bain-marie le chocolat noir coupé en morceaux.
- Dans un saladier, versez le chocolat fondu, l'eau, le fromage blanc et le sachet de sucre vanillé. Mélangez bien.
- Répartissez la crème dans 4 ramequins.
- Laissez reposer au frais 1 h minimum avant la dégustation.

C'EST PRÊT !

Gâteau au fromage blanc

Préparation : 15 mn
Cuisson : 25 mn
Repos : 10 mn
Kcal : 110 par portion

Ingrédients : (pour 4 personnes)

- 300 gr de fromage blanc 0%
- 30 gr de Maïzena
- 25 gr d'édulcorant en poudre
- 2 Œufs
- 1 sachet de sucre vanillé
- 1/2 sachet de levure chimique
- 1 zeste de citron

La recette :

- Préchauffez le four à 180°C.
- Lavez puis râpez le citron pour récupérer le zeste.
- Séparez les jaunes des blancs d'œufs.
- Dans un saladier, fouettez les jaunes d'oeufs, le sucre vanillé et l'édulcorant jusqu'à obtenir un mélange blanc.
- Ajoutez le fromage blanc, la maïzena et la levure chimique. Mélangez bien.
- Montez les blancs en neige ferme puis incorporez-les délicatement à la préparation en ajoutant le zeste de citron jusqu'à obtention d'un mélange homogène.
- Enfournez dans un plat à gâteau, et laissez cuire 25 mn à 180°C.
- Laissez refroidir 10 min à la sortie du four avant de servir.

C'EST PRÊT !

Cookies au chocolat

Préparation : 25 mn
Cuisson : 10 mn
Kcal : 70 kcal par biscuit

Ingrédients : (pour 20 cookies)

- 140 gr Farine de blé
- 100 gr Pépite(s) de chocolat
- 120 gr Compote de pomme
- 60 g de sucre
- 1 Œuf
- 1 c. à c. de levure chimique

La recette :

- Préchauffez le four à 180°C.
- Battez l'oeuf avec le sucre et la compote de pommes dans un saladier.
- Ajoutez la farine, la levure chimique et les pépites de chocolat puis mélangez bien jusqu'à obtenir une pâte homogène.
- Placez du papier sulfurisé sur une plaque de four et formez de petits tas de pâte et aplatissez avec une cuillère.
- Enfournez pendant 10 mn.
- Laissez-les refroidir sur une grille.
- Conservez les cookies dans une boîte hermétique.

C'EST PRÊT !

Ananas rôti

Ingrédients : (pour 4 personnes)

- 8 tranches d'ananas frais
- 4 c. à s. de sucre roux

La recette :

- Coupez les tranches d'ananas
- Dans une poêle chaude, ajoutez 2 c. à s. de sucre roux, remuez et posez vos tranches d'ananas dessus.
- Laissez cuire à feu moyen 3 mn de chaque côté.
- Placez les tranches d'ananas dans une assiette.
- Laissez refroidir 10 mn

C'EST PRÊT !

Flan croustillant aux oeufs

Préparation : 15 mn
Cuisson : 30 mn
Kcal : 135 par portion

Ingrédients : (pour 4 personnes)

- 50 cl Lait écrémé
- 3 Œufs
- 3 c. à s. édulcorant en poudre
- 2 Biscottes
- 1 sachet de sucre vanillé

La recette :

- Préchauffez le four à 180°C.
- Faites bouillir le lait dans une casserole.
- Battez les oeufs, le sucre vanillé et l'édulcorant dans un saladier jusqu'à ce que le mélange mousse et blanchisse.
- Dès ébullition du lait, versez-le dans la préparation en fouettant bien.
- Répartissez la crème dans quatre ramequins.
- Émiettez les biscottes et répartissez-les sur les ramequins.
- Placez les ramequins dans un plat au four rempli d'eau à mi-hauteur et enfournez pendant 30 mn, jusqu'à ce que les flans se figent.
- Laissez refroidir à la sortie du four.
- Gardez au frais avant de servir.

C'EST PRÊT !

Crème glacée aux fraises

Préparation : 15 mn
Congélation : 3 h
Kcal : 86 par portion

Ingrédients : (pour 4 personnes)

- 3 bananes, en rondelles
- 450 gr de fraises coupées en quatre
- 250 ml de crème à fouetter 30%

La recette :

- Placez les fruits dans un bol au congélateur durant 2 à 3 h.
- Émulsionnez les fruits congelés jusqu'à l'obtention d'une préparation lisse et réservez au congélateur.
- À l'aide du batteur électrique, fouettez la crème à vitesse élevée jusqu'à l'obtention d'une crème ferme.
- Mélangez la crème fouettée avec les fruits et placez au congélateur durant 1 h.

C'EST PRÊT !

Crêpes aux fruits

Préparation : 15 mn
Cuisson : 10 mn
Kcal : 150 pour 2 crêpes

Ingrédients : (pour 8 personnes)

- 200 gr de farine
- 20 cl de lait demi-écrémé
- 20 cl d'eau
- 8 gr de sucre
- 2 petits œufs
- 100 gr de framboises
- 1 banane
- 2 kiwis

La recette :

- Dans un saladier, mélangez la farine et le sucre. Creusez un puits et cassez-y les œufs. Mélangez à l'aide d'un fouet, et incorporez progressivement le lait et l'eau.
- Faites chauffer une poêle en huilant avec une feuille de papier essuie-tout. Versez-y une louche de pâte et répartissez la pâte en penchant la poêle.
- Dès que les bords se décollent, retournez la crêpe. Laissez cuire jusqu' à ce qu'elle soit dorée. Reproduisez jusqu'à ce que vous n'ayez plus de pâte.
- Une fois les crêpes préparées, épluchez et lavez les fruits. Coupez-les en petits dés et mélangez-les dans un saladier.
- Garnissez les crêpes de dés de fruits et roulez-les sur elles-mêmes. Au moment de servir, saupoudrez légèrement de sucre glace.

C'EST PRÊT !

Brownie chocolat

Préparation : 10 mn
Cuisson : 15 mn
Kcal : 80 par portion

Ingrédients : (pour 9 portions)

- 50 gr farine de blé complète
- 50 gr flocons d'avoine
- 2 oeufs
- 200 gr de yaourt nature 0%
- 40 gr de cacao non sucré
- 2 c. à s. de compote de pomme sans sucres ajoutés
- 2 c. à s. de stévia en poudre
- 1 c. à c. levure chimique

La recette :

- Préchauffez le four à 200°C.
- Dans un saladier, mélangez la farine de blé complète, les flocons d'avoine, la levure chimique et la stévia.
- Dans un autre saladier, mélangez les oeufs, le yaourt et la compote.
- Incorporez le mélange humide au mélange sec.
- Enfournez 15 min à 200°C.

C'EST PRÊT !

Roses de pommes au four

Préparation : 15 mn
Cuisson : 10 mn
Kcal : 40 par portion

Ingrédients : (pour 4 portions)

- 2 pommes
- 2 c. à s. d'épices à pain d'épice
- 1 c. à s. d'édulcorant

La recette :

- Préchauffez le four à 180°C.
- Lavez les pommes. À l'aide d'un économe, épluchez-les en longues bandes épaisses.
- Roulez les lamelles pour former des roses et déposez-les sur une plaque de four recouverte de papier de cuisson. Vous pouvez également les faire cuire dans des moules à mini muffin, pour plus de facilité.
- Saupoudrez d'épices et d'édulcorant, puis enfournez 10 mn.
- Laissez tiédir avant de servir.

C'EST PRÊT !

Granité au citron vert

Préparation : 10 mn
Cuisson : 5 mn
Kcal : 0

Ingrédients : (pour 6 personnes)

- 6 citrons verts
- 25 gr d'édulcorant en poudre
- 30 cl d'eau

La recette :

- Pressez le jus des citrons verts.
- Dans une casserole, faites bouillir l'eau et l'édulcorant.
- Laissez refroidir de côté dès l'ébullition.
- Mélangez le sirop eau-édulcorant avec le jus de citron dans un récipient.
- Placez le récipient pendant 1 h au congélateur.

C'EST PRÊT !

Soupe de fraises

Préparation : 10 mn
Kcal : 60 par portion

Ingrédients : (pour 4 personnes)

- 500 gr de fraises
- 1 c. à s. d'édulcorant
- 20 feuilles de menthe
- 4 c. à s. de fromage blanc 0%
- 1 c. à s. de jus de citron

La recette :

- Lavez les fraises et mixez-les finement.
- Mélangez avec le jus de citron, l'édulcorant et la menthe lavée. Mixez à nouveau et réservez au réfrigérateur au moins 1 h.
- Au moment de servir, fouettez le fromage blanc pour en faire une mousse.
- Répartissez la soupe de fraise dans des verrines ou des coupelles, puis déposez sur chacune une cuillère de mousse de fromage blanc.

C'EST PRÊT !

Riz au lait au kiwi

Préparation : 20 mn
Cuisson : 45 mn
Kcal : 144 par portion

Ingrédients : (pour 4 personnes)

- 4 kiwis
- 50 cl de lait demi-écrémé
- 100 gr de riz rond
- 5 cl de crème liquide légère
- 1 gousse de vanille
- Édulcorant selon les goûts

La recette :

- Versez le lait dans une casserole et fendez la gousse de vanille en deux dans la longueur, ajoutez-la et faites chauffer jusqu'aux premiers frémissements.
- Ajoutez le riz et portez à ébullition, puis baissez à feu très doux. Laissez cuire 40 mn, jusqu'à ce que le lait soit absorbé, en remuant de temps en temps.
- Retirez du feu et ajoutez l'édulcorant, puis la crème liquide. Mélangez délicatement.
- Répartissez dans des ramequins, laissez refroidir puis placez 1 h au réfrigérateur.
- Épluchez les kiwis et détaillez-les tranches. Démoulez les ramequins de riz au lait sur des assiettes à dessert.
- Couvrez de rondelles de kiwis et réservez au frais.

C'EST PRÊT !

Minis cakes chocolat orange

Préparation : 15 mn
Cuisson : 20 mn
Kcal : 110 par portion

Ingrédients : (pour 4 personnes)

- 1 orange
- 6 biscuits à la cuillère
- 25r g de sucre en poudre
- 2 jaunes d'oeufs
- 10 cl de lait demi-écrémé
- 1 c. à c. d'agar-agar
- 1/2 c. à c. de cacao en poudre non sucré

La recette :

- Lavez l'orange et avec un économe, prélevez les zestes et mettez-les dans le lait froid avec 10 cl d'eau et le cacao. Portez à ébullition.
- Mélangez les jaunes d'oeufs et le sucre jusqu'à ce que le mélange blanchisse.
- Ajoutez le lait cacaoté bouillant et filtrez sur le mélange jaune-sucre sans cesser de remuer.
- Faites chauffer le tout sur feu vif sans atteindre l'ébullition. La crème doit napper la spatule.
- Ajoutez l'agar-agar, remuez et poursuivez la cuisson quelques instants. Laissez refroidir.
- Dans une assiette, versez le jus de l'orange et faites-y tremper les biscuits à la cuillère.
- Alternez des morceaux de biscuits à la cuillère et de préparation dans 4 moules à cake individuels.
- Couvrez les moules puis laissez-les au réfrigérateur pendant 12 h.

C'EST PRÊT !

Pommes au four au miel

Préparation : 5 mn
Cuisson : 20 mn
Kcal : 134 par portion

Ingrédients : (pour 4 personnes)

- 4 pommes (moyennes)
- 200 gr de compote de pomme
- 4 c. à s. de miel
- 2 c. à c. de cannelle

La recette :

- Préchauffez le four à 180°C.
- Lavez et évidez les pommes au centre en retirant le trognon et les pépins.
- Positionnez les pommes sur la plaque du four avec un papier cuisson.
- Placez 2 cuillères de compote de pomme dans le trou de la pomme.
- Ajoutez une cuillère de miel sur chaque pomme et saupoudrez de cannelle.
- Laissez cuire à 230°C durant 20 mn.

C'EST PRÊT !

Gâteau des anges

Préparation : 15 mn
Cuisson : 20 mn
Kcal : 95 par portion

Ingrédients : (pour 6 personnes)

- 50 gr de farine
- 4 blancs d'oeufs
- 75 gr de sucre
- 1 c. à c. de fleur d'oranger
- Du sucre glace

La recette :

- Préchauffez le four à 180°C.
- Montez les blancs en neige.
- Mélangez le sucre et la fleur d'oranger.
- Incorporez en pluie le sucre tout en fouettant les blancs en neige.
- Une fois les blancs montés, incorporez petit à petit la farine tamisée. Mélangez délicatement.
- Versez la pâte dans un moule puis lissez la surface.
- Enfournez 20 mn.

C'EST PRÊT !

Mousse au café

Ingrédients : (pour 1 personne)

- 1 c. à s. de café soluble
- 1 c. à s. de stevia
- 2 c. à s. d'eau froide

La recette :

- Mélangez au fouet ou au mixeur l'ensemble des ingrédients jusqu'à obtenir une mousse.

C'EST PRÊT !

Citron givré

Préparation : 10 mn
Repos : 3 h
Kcal : 72 par portion

Ingrédients : (pour 6 personnes)

- 2 citrons
- 80 gr de sucre
- 175 ml d'eau
- 1 blanc d'œuf
- 1 c. à c. de sucre glace

La recette :

- Coupez le chapeau des citrons, et pressez-les délicatement pour en extraire le jus, sans les abîmer puis sortez toute la pulpe afin de n'avoir que l'écorce. Mettez-les au frais.
- Dans une casserole, ajoutez le sucre et l'eau à bouillir. Ajoutez-les au jus de citron, et mettez-les au congélateur pendant 3 h.
- Montez le blanc en neige après y avoir ajouté le sucre glace.
- Sortez la préparation jus de citron / sirop du congélateur et ajoutez-y le blanc d'œuf monté. Mélangez délicatement sans casser le blanc.
- Placez la préparation au congélateur 30 mn, puis sortez et mélangez délicatement. Répétez 1 à 2 fois cette opération.
- Remplissez les citrons du sorbet préparé. Il vous en restera pour 3 à 4 portions de plus.

C'EST PRÊT !

Gâteau de Paille d'Or Framboise

Préparation : 15 mn
Kcal : 133 par portion

Ingrédients : (pour 4 personnes)

- 12 gaufrettes de paille d'or framboise
- 100 gr de brousse 5%
- 100 gr de fruits rouges
- 1 blanc d'oeuf
- 20 gr de sucre
- 2 carré de chocolat blanc

La recette :

- Mélangez les fruits rouges, la brousse et le sucre.
- Battez le blanc d'oeufs en neige que vous intégrerez délicatement au mélange.
- Faites fondre le chocolat blanc. A l'aide d'un pinceau, recouvrez l'une des faces des Paille d'Or avec le chocolat blanc fondu (c'est cette face qui devra être en contact avec la préparation).
- Intercalez les Paille d'Or et la préparation sur 2 étages et recouvrez les côtés et le dessus de la préparation avec d'autres Pailles d'Or.

C'EST PRÊT !

Verrines biscuitées pommes et fromage blanc

Préparation : 10 mn
Kcal : 143 par portion

Ingrédients : (pour 4 personnes)

- 400 gr de fromage blanc 0%
- 2 pommes
- 4 biscuits type Petit Beurre
- 20 gr de chocolat noir
- 2 c. à s. d'édulcorant

La recette :

- Épluchez et coupez les pommes en petits dés. Répartissez-les au fond de quatre verrines.
- Émiettez grossièrement un biscuit dans chaque verrine, par-dessus la pomme.
- Fouettez le fromage blanc avec l'édulcorant et répartissez-le sur les biscuits.
- Râpez le chocolat noir sur le fromage blanc et servez aussitôt.

C'EST PRÊT !

Mousse de kiwi au lait d'amande

Préparation : 15 mn
Cuisson : 2 mn
Kcal : 53 par portion

Ingrédients : (pour 8 minis verrines)

- 20 cl de lait d'amande
- 2 c. à c. rase d'agar agar
- 4 kiwis
- 2 blancs d'oeuf
- 2 c. à s. d'édulcorant
- 1 kiwi en rondelle (pour la déco)

La recette :

- Epluchez les kiwis et mixez-les, réservez.
- Dans une casserole, ajoutez le lait d'amande et diluer l'agar agar. Porter à ébullition pendant 1 mn en remuant. Versez le lait sur les kiwis mixés et ajoutez l'édulcorant.
- Battez les blancs d'oeuf en neige ferme.
- Ajoutez-les au mélange kiwi/lait en soulevant délicatement les blancs en neige.
- Versez dans les verrines et placez au frais durant au moins 1h.
- Servez bien frais, décorez d'une tranche de kiwi.

C'EST PRÊT !

Muffins coeur chocolat

Préparation : 20 mn
Cuisson : 15 mn
Kcal : 90 par portion

Ingrédients : (pour 10 portions)

- 80 gr de farine
- 53 gr de sucre
- 53 gr de beurre
- 1 oeuf
- 1/2 c. à c. de levure chimique
- 10 carrés de chocolat noir ou au lait

La recette :

- Préchauffez le four à 180°C.
- Dans un saladier, mélangez les ingrédients secs. Dans un autre, ingrédients liquides.
- Ajoutez ces derniers au premier saladier et mélangez brièvement.
- Versez dans les moules à mini muffins, insérer un carré de chocolat noir ou au lait au milieu puis mettez un tout petit peu de pâte par dessus.
- Laissez cuire 15 mn.

C'EST PRÊT !

Sorbet ananas

Préparation : 10 mn
Cuisson : 30 mn
Kcal : 73 par portion

Ingrédients : (pour 4 personnes)

- 1 ananas
- 80 gr de sucre
- 25 ml d'eau

La recette :

- Faites bouillir l'eau et le sucre jusqu'à obtention d'un sirop pas trop épais (5 mn). Arrêtez la cuisson et sortir du feu.
- Epluchez l'ananas, coupez-le en petits morceaux et mixez-le. Pendant le mixage, versez le sirop refroidi.
- Versez la préparation dans un récipient et placez-le au congélateur au minimum 2h.
- Sortez le sorbet et mixez-le à nouveau. Renouvelez l'opération si nécessaire jusqu'à obtenir un mélange onctueux.
- A la fin du mixage, versez le sorbet dans un bac à glace et replacez-le au congélateur.
- Sortez le sorbet 10 mn avant dégustation.

C'EST PRÊT !

Pudding sans oeufs

Préparation : 30 mn
Cuisson : 40 mn
Kcal : 61 par portion

Ingrédients : (pour 8 personnes)

- 300 ml de lait
- 100 gr de pain dur
- 1 sachet de sucre vanillé

La recette :

- Faites chauffer le lait et le sucre vanillé dans une casserole durant 2 mn.
- Découpez 100 gr de pain et mettez-le en entier dans votre moule.
- Arrosez le pain du lait chaud et attendre jusqu'à absorption de 5 à 10 mn jusqu'à ce que le pain soit bien mou.
- Enfournez 40 mn à 220 C. Il est cuit quand il a une jolie couleur dorée.
- Une fois cuit, attendez que ça refroidisse et réservez au frais. A déguster bien froid !

C'EST PRÊT !

Gâteau au chocolat

Préparation : 15 mn
Cuisson : 25 mn
Kcal : 86 par portion

Ingrédients : (pour 4 personnes)

- 2 oeufs
- 2 c. à c. de miel
- 10 gr de farine
- 10 gr de maïzena
- 1 sachet de levure chimique
- 6 c. à c. de cacao non sucré
- 100 gr de fromage blanc 0 %
- zestes d'une orange

La recette :

- Préchauffez le four à 150°C.
- Mixez les oeufs, le miel, la levure, la maïzena, la farine et le cacao.
- Incorporez le fromage blanc et mélangez à nouveau.
- Versez le mélange dans 4 petits moules en silicone et enfournez de 20 à 25 mn.
- Sortez-les du four et parsemez de zestes d'orange.

C'EST PRÊT !

Minis clafoutis à la poire

Préparation : 5 mn
Cuisson : 15 mn
Kcal : 49 par portion

Ingrédients : (pour 8 portions)

- 1 poire
- 1 jaune d'oeuf
- 15 gr de sucre
- 20 gr de maïzena
- 1 c. à c. de levure chimique
- 100 gr de fromage blanc 0%

La recette :

- Blanchissez au batteur électrique le jaune d'oeuf avec le sucre pour que le mélange blanchisse et épaississe bien.
- Ajoutez la maïzena et la levure délicatement. Battez le fromage blanc et incorporez-le à la préparation.
- Epluchez et coupez la poire en petits dés et incorporez-les au mélange.
- Versez dans des petits moules en silicone et cuire 15 mn environ à 180 °C.

C'EST PRÊT !

Mousse de fraises

Préparation : 5 mn
Cuisson : 10 mn
Kcal : 98 par portion

Ingrédients : (pour 6 personnes)

- 500 gr de fraises
- 100 gr de sucre en poudre
- Une poignée de feuilles de menthe fraîche
- 3 blancs d'oeufs
- 1 pincée de sel

La recette :

- Rincez les fraises et mixez-les avec les feuilles de menthe jusqu'à obtenir un coulis homogène.
- Mettez le sucre en poudre dans une petite casserole, ajoutez 3 c. à s. d'eau et portez à ébullition pour faire un sirop. Cuisez-le sur feu moyen entre 5 et 10 mn, sans le laisser brunir.
- Pendant ce temps, ajoutez les blancs d'oeufs et la pincée de sel dans un saladier, et battez-les en neige ferme.
- Incorporez petit à petit le sirop de sucre encore chaud en continuant à fouetter.
- Arrêtez de battre quand les blancs sucrés sont très fermes.
- Versez le coulis de fraises sur les blancs, mélangez délicatement de bas en haut jusqu'à obtenir une belle mousse rose bonbon. Remplissez de petits ramequins et mettez-les au frais.

C'EST PRÊT !

Petits flans maison

Préparation : 10 mn
Cuisson : 10 mn
Kcal : 87 par portion

Ingrédients : (pour 8 ramequins)

- 1 L de lait
- 6 c. à s. de sucre en poudre
- 2 c. à s. de Maïzena
- 2 c. à c. d'agar agar
- 1 sachet de sucre vanillé
- caramel liquide du commerce pour les moules

La recette :

- Versez votre lait dans une grande casserole puis tous les ingrédients.
- Bien mélangez tout en faisant bouillir votre lait.
- Après l'ébullition, laissez un peu refroidir et remplissez vos moules.
- Mettre au frais jusqu'à dégustation.
- Décorez avec le caramel liquide au moment de servir.

C'EST PRÊT !

Verrine de pommes à la cannelle

Préparation : 10 mn
Cuisson : 5 mn
Kcal : 60 par portion

Ingrédients : (pour 4 verrines)

- 2 grosses pommes
- 8 c. à s. de fromage blanc 0%
- cannelle en poudre

La recette :

- Épluchez et coupez les pommes en petits dés.
- Dans un plat, saupoudrez les pommes de cannelle.
- Recouvrez l'assiette de cellophane perforée et faites cuire au micro-ondes, à pleine puissance durant 2 mn.
- Laissez refroidir.
- Dans la verrine, ajoutez 2 c. à s. de fromage blanc et posez les pommes à la cannelle dessus.

C'EST PRÊT !

Gâteau au yaourt

Préparation : 10 mn
Cuisson : 35 mn
Kcal : 97 par portion

Ingrédients : (pour 8 personnes)

- 400 gr de yaourt nature sucré
- 4 oeufs
- 40 gr de maïzena tamisée

La recette :

- Préchauffez le four à 180°C.
- Dans un bol, mélangez le yaourt avec les oeufs avec un fouet manuel
- Ajoutez la maïzena tamisée et mélangez.
- Versez la préparation dans le plat avec papier cuisson et enfournez à 170°C pendant 35 à 50 mn.
- Le gâteau est prêt lorsqu'il est doré en surface.
- Laissez refroidir et placez au réfrigérateur pendant 1 à 2 h avant dégustation.

C'EST PRÊT !

Crème au lait d'amande au chocolat

Préparation : 5 mn
Cuisson : 8 mn
Kcal : 68 par portion

Ingrédients : (pour 4 personnes)

- 50 gr de lait d'amande au chocolat
- 200 ml d'eau
- 1 sachet d'agar-agar

La recette :

- Versez le lait d'amande au chocolat dans une casserole puis ajoutez l'eau en mélangeant bien avec un fouet.
- Faites chauffer à feu doux quelques minutes et ajoutez le sachet d'agar-agar.
- Mélangez et portez à ébullition.
- Versez dans des ramequins et laissez refroidir.

C'EST PRÊT !

Strudel pomme et noix en feuille de brick

Préparation : 10 mn
Cuisson : 20 mn
Kcal : 132 par portion

Ingrédients : (pour 6 personnes)

- 6 feuilles de brick
- 2 c. à s. de cerneaux de noix concassés
- ¼ de c. à c. de cannelle en poudre
- 1 c. à s. de maïzena
- 1 c. à s. d'édulcorant
- 1 c. à s. d'huile végétale

La recette :

- Préchauffez le four à 180°C.
- Épluchez les pommes, coupez-les en petits dés. Mélangez-les dans un bol avec l'édulcorant, la cannelle, la maïzena et les noix.
- Pliez une feuille de brick en deux. Déposez une cuillère de mélange aux pommes, repliez les extrémités sur la farce et roulez la feuille en nem. Répétez avec les autres feuilles.
- Badigeonnez légèrement d'huile au pinceau et déposez les roulés sur une plaque de four recouverte de papier de cuisson.
- Enfournez 20 mn, jusqu'à ce que les strudels soient bien dorés.

C'EST PRÊT !

Mousse au citron

Préparation : 10 mn
Cuisson : 10 mn
Kcal : 133 par portion

Ingrédients : (pour 4 personnes)

- 500 gr de fraises (Optionnel)
- 1 sachet de gélatine nature
- ½ tasse d'eau froide
- ¾ tasse de sucre
- 2 c. à s. de zeste de citron râpé
- ½ tasse de jus de citron
- 1 c. à s. d'huile d'olive ultra légère
- 1 gros oeuf
- 1⅓ tasse de yogourt nature 0%

La recette :

- Versez ¼ de tasse d'eau dans un petit bol et saupoudrez la gélatine. Laissez reposer 5 mn.
- Dans une petite casserole, battez au fouet ¼ de tasse d'eau, le sucre, le zeste et le jus de citron, l'huile et l'œuf. En battant constamment, faites cuire à feu doux environ 5 mn ou jusqu'à ce que la préparation soit chaude.
- Incorporez la gélatine et, en battant constamment, faites cuire 1 mn.
- Retirez du feu, versez dans un bol moyen et laissez refroidir à température ambiante, en battant à l'occasion. Incorporez le yogourt en battant.
- Réfrigérez environ 3 h ou jusqu'à ce que la préparation prenne.
- Servez avec les fraises coupées en petits dés.

C'EST PRÊT !

Crumble aux poires

Préparation : 10 mn
Cuisson : 10 mn
Kcal : 120 par portion

Ingrédients : (pour 4 personnes)

- 4 poires
- 100 gr de fécule de maïs
- 50 gr d'édulcorant en poudre
- 1 c. à c. de vanille en poudre
- 100 gr de beurre allégé

La recette :

- Préchauffez le four à 210°C.
- Pelez, épépinez et coupez les poires en dés.
- Versez-les dans un moule en silicone.
- Mélangez la fécule de maïs, l'édulcorant en poudre, la vanille en poudre et le beurre mou dans un saladier jusqu'à obtenir une pâte sableuse.
- Emiettez la pâte à crumble sur les poires dans le moule.
- Enfournez pendant 45 mn jusqu'à ce que le crumble soit doré.

C'EST PRÊT !

Mousse à l'abricot

Préparation : 12 mn
Repos : 3 h
Kcal : 62 par portion

Ingrédients : (pour 4 personnes)

- 150 gr d'abricots dénoyautés
- 1 blanc d'œuf
- 40 gr de sucre
- 1 c. à c. de jus de citron

La recette :

- Lavez et coupez les abricots en morceaux.
- Mixez les abricots grossièrement.
- Ajoutez le blanc d'œuf, le sucre et le jus de citron. Mixez à nouveau, cette fois-ci pendant 8 mn. Le mélange doit être bien épais.
- Versez la mousse dans des verrines. Placez au frais pendant 3 h minimum.

C'EST PRÊT !

Charlotte minute à la banane

Préparation : 15 mn
Repos : 30 mn
Kcal : 87 par portion

Ingrédients : (pour 6 personnes)

- 3 bananes
- 8 biscuits à la cuillère
- 2 c. à s. d'eau
- Cacao amer en poudre pour décorer

La recette :

- Passez les bananes au mixeur.
- Coupez les biscuits en 3 morceaux, les trempez rapidement dans l'eau et les déposez dans des ramequins.
- Versez ensuite le coulis de fruits, saupoudrez de cacao et mettre au frigo pendant 30 mn.

C'EST PRÊT !

Cheesecake au citron vert

Préparation : 25 mn
Cuisson : 1 h 20
Kcal : 79 par portion

Ingrédients : (pour 6 personnes)

- 100 gr de biscuits Petit beurre
- 25 gr de noix de coco râpée
- 50 gr de beurre
- 2 citrons verts
- 5 oeufs
- 160 gr de sucre semoule
- 500 gr de brousse 5%

La recette :

- Préchauffez votre four à 150°C et placez le moule sur la plaque perforée.
- Réduisez les biscuits en miettes puis mélangez-les à la noix de coco.
- Faites fondre le beurre puis ajoutez-le à la préparation. Mélangez bien puis versez dans le moule.
- Tassez bien avec le dos d'une grande cuillère de manière à obtenir une couche compacte.
- Râpez finement les zestes des citrons verts et pressez-en le jus.
- Versez le tout dans un cul-de-poule, ajoutez les oeufs, le sucre et la brousse.
- Mélangez au fouet jusqu'à l'obtention d'une crème homogène.
- Versez dans le moule et faites cuire 1h20 à 150°C. Laissez refroidir complètement.
- Placez le au frigo quelques heures et démoulez au moment de servir.

C'EST PRÊT !

Clafoutis poire et chocolat

Préparation : 15 mn
Cuisson : 30 mn
Kcal : 52 par portion

Ingrédients : (pour 6 personnes)

- 1 poire
- 24 gr de farine
- 6 gr de Maïzena
- 1 c. à c. de sucre
- 1 c. à c. de cacao amer (type Van Houten)
- 1 oeuf
- 12 cl de lait écrémé

La recette :

- Préchauffez le four à 200°C.
- Epluchez et coupez les poires en cubes, et mettez-les dans des petits plats allant au four.
- Versez la farine, la Maïzena, le sucre et le cacao dans un bol.
- Ajoutez l'oeuf puis le lait petit à petit, mélangez et versez dans les plats.
- Laissez cuire 30 mn au four.

C'EST PRÊT !

Printed in France by Amazon
Brétigny-sur-Orge, FR

14064536R00027